El Libro De Recetas De La Dieta Cetogénica Para Perder Peso

La Guía Completa Para Cocinar Comidas Saludables Y Rápidas Siguiendo Recetas Cetogénicas Súper Fáciles

Allison Rivera
Estrella Blanco

© Copyright 2021 - Allison Rivera - Todos los derechos reservados.

El contenido contenido en este libro no puede ser reproducido, duplicado o transmitido sin el permiso directo por escrito del autor o del editor.

Bajo ninguna circunstancia se tendrá ninguna culpa o responsabilidad legal contra el editor, o autor, por ningún daño, reparación o pérdida monetaria debido a la información contenida en este libro. Directa o indirectamente.

Aviso legal:

Este libro está protegido por derechos de autor. Este libro es sólo para uso personal. No puede modificar, distribuir, vender, usar, citar o parafraseando ninguna parte, o el contenido dentro de este libro, sin el consentimiento del autor o editor.

Aviso de exención de responsabilidad:

Tenga en cuenta que la información contenida en este documento es solo para fines educativos y de entretenimiento. Se ha ejecutado todo el esfuerzo para presentar información precisa, actualizada y fiable y completa. No se declaran ni implican garantías de ningún tipo. Los lectores reconocen que el autor no está participando en la prestación de asesoramiento legal, financiero, médico o profesional. El contenido de este libro se ha derivado de varias fuentes. Consulte a un profesional con licencia antes de intentar cualquier técnica descrita en este libro. Al leer este documento, el lector está de acuerdo en que bajo ninguna circunstancia es el autor responsable de ninguna pérdida, directa o indirecta, que se incurra como resultado del uso de la información contenida en este documento, incluyendo, pero no limitado a, — errores, omisiones o inexactitudes.

Tabla De Contenido

BATIDOS Y RECETAS DE DESAYUNO

Sándwich de chaffle de desayuno

Tiempo de preparación: 10 minutos

Tiempo de cocción: 10 minutos

Porción: 1

ingredientes:

- 2 chozas cocidas básicas
- Spray de cocina
- 2 rebanadas de tocino
- 1 huevo

método:

1. Rocía tu sartén con aceite.
2. Colóquelo a fuego medio.
3. Cocine el tocino hasta que esté dorado y crujiente.
4. Ponga el tocino encima de un chaffle.
5. En la misma sartén, cocine el huevo sin mezclar hasta que se ajuste la yema.
6. Agregue el huevo encima del tocino.
7. Cubra con otro chaffle.

Valor nutricional:

- Calorías 514
- Grasa total 47 g
- Grasa saturada 27 g
- Colesterol 274 mg
- Sodio 565 mg

- Potasio 106 mg
- Carbohidratos totales 2 g
- Fibra dietética 1 g
- Proteína 21 g
- Azúcares totales 1 g

Jalapeños rellenos

Tiempo de preparación: 10 minutos Tiempo de cocción: 15 minutos

Saque: 12

ingredientes:

- 1/2 taza de pollo, cocido y rallado
- 6 jalapeños, cortados a la mitad
- 3 cucharadas de cebolla verde en rodajas
- 1/4 de taza de queso cheddar rallado
- 1/2 cucharadita de albahaca seca
- 1/4 cucharadita de ajo en polvo
- Queso crema de 3 oz
- 1/2 cucharadita de orégano seco
- 1/4 cucharadita de sal

Indicaciones:

- Precaliente el horno a 390 F.

- Mezcle todos los ingredientes en un tazón excepto jalapeños.
- Rellena la mezcla de pollo en cada jalapeño a la mitad y colóquelo en una bandeja para hornear.
- Hornee durante 25 minutos.
- Sirva y disfrute.

Valor nutricional (cantidad por porción):

Calorías 106

Grasa 9 g

Carbohidratos 2 g

Azúcar 1 g

Proteína 7 g

Colesterol 35 mg

Chaffle de arándanos rápido y fácil

Tiempo de preparación: 15 minutos Porciones: 2

Ingredientes:

- 1 huevo, ligeramente batido

- 1/4 de taza de arándanos

- 1/2 cucharadita de vainilla

- 1 oz de queso crema

- 1/4 cucharadita de polvo de hornear, sin gluten

- 4 cucharaditas de desviación

- 1 cucharada de harina de coco

Instrucciones:

1. Precalentar a tu fabricante de gofres.

2. En un tazón pequeño, mezcle la harina de coco, el polvo de hornear y desvíe hasta que esté bien combinado.

3. Agregue la vainilla, el queso crema, el huevo y la vainilla y bata hasta que se mezclen.

4. Rocíe el fabricante de gofres con spray de cocina.

5. Vierta la mitad de la masa en el fabricante de gofres calientes y cubra con 4-5 arándanos y cocine durante 4-5 minutos hasta que se doren. Repita con la masa restante.

6. Sirva y disfrute.

   Nutrición: Calorías 135 Grasa 8.2 g
   Carbohidratos 11 g Azúcar 2,6 g
   Proteína 5 g Colesterol 97 mg

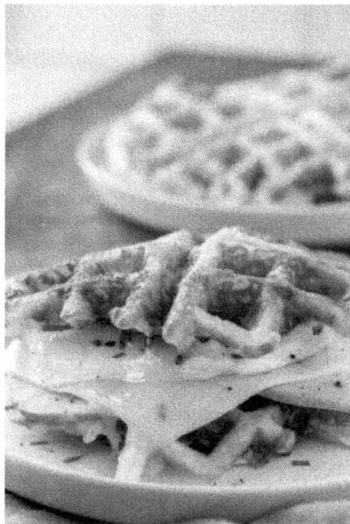

Chaffles de canela de manzana

Tiempo de preparación: 20 minutos Porciones: 3

Ingredientes:

- **3 huevos, ligeramente batidos**
- **1 taza de queso** mozzarella **rallado**
- **1/4 de taza de manzana picada**
- **1/2 cucharadita de edulcorante** de frutas monje
- **1 1/2 cucharadita de canela**
- **1/4 cucharadita de polvo de hornear, sin gluten**
- **2 cucharadas de harina** de coco

Instrucciones:

1. **Precalentar a tu fabricante de gofres.**

2. **Agregue los huevos en un tazón** de mezcla y bata hasta **que estén espumosos.**

3. **Agregue los ingredientes restantes y revuelva hasta que estén bien combinados.**

4. **Rocíe el fabricante de gofres con spray de cocina.**

5. **Vierta 1/3 de masa en la olla caliente y cocine durante 4 minutos o hasta que se dore. Repita con la masa restante.**

6. **Sirva y disfrute.**

Nutrición: Calorías 142 Grasa 7.4 g
Carbohidratos 9.7 g Azúcar 3 g
Proteína 9,6 g Colesterol 169 mg

Choza de chocolate con vainilla dulce

Tiempo de preparación: 10 minutos Porciones: 1

Ingredientes:

- 1 huevo, ligeramente batido

- 1/4 cucharadita de canela

- 1/2 cucharadita de vainilla

- 1 cucharada de desviación

- 2 cucharaditas de cacao en polvo sin endulzar

- 1 cucharada de harina de coco

- Queso crema de 2 oz, suavizado

Instrucciones:

1. Agregue todos los ingredientes en el tazón pequeño y mezcle hasta que estén bien combinados.

2. Rocíe el fabricante de gofres con spray de cocina.

3. Vierta la masa en el fabricante de gofres calientes y cocine hasta que se dore.

4. Sirva y disfrute.

Nutrición: Calorías 312 Grasa 25.4 g
Carbohidratos 11,5 g Azúcar 0,8 g
Proteína 11,6 g Colesterol 226 mg

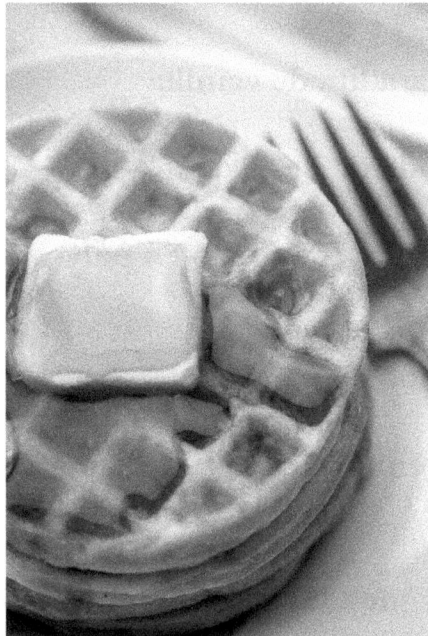

Chaffle de mantequilla de maní Mozzarella

Tiempo de preparación: 15 minutos Porciones: 2

Ingredientes:

- 1 huevo, ligeramente batido

- 2 cucharadas de mantequilla de maní

- 2 cucharadas de swerve

- 1/2 taza de queso mozzarella rallado

Instrucciones:

1. Precalentar a tu fabricante de gofres.

2. En un tazón, mezcle el huevo, el queso, el swerve y la mantequilla de maní hasta que estén bien combinados.

3. Rocíe el fabricante de gofres con spray de cocina.

4. Vierta la mitad de la masa en el fabricante de gofres calientes y cocine durante 4 minutos o hasta que se dore. Repita con la masa restante.

5. Sirva y disfrute.

Nutrición: Calorías 150 Grasa 11.5 g
Carbohidratos 5.6 g Azúcar 1.7 g
Proteína 8,8 g Colesterol 86 mg

Chaffle sándwich de mantequilla de maní

Tiempo de preparación: 15 minutos Porciones: 1

Ingredientes:

Para el chaffle:

- 1 huevo, ligeramente batido

- 1/2 taza de queso mozzarella rallado

- 1/4 cucharadita de espresso en polvo

- 1 cucharada de chips de chocolate sin endulzar

- 1 cucharada de desviación

- 2 cucharadas de cacao en polvo sin endulzar

Para el llenado:

- 1 cucharada de mantequilla, suavizada

- 2 cucharadas de swerve

- **3 cucharadas de mantequilla** cremosa de maní

Instrucciones:

1. Precalentar a tu fabricante de gofres.

2. En un tazón, mezcle el huevo, el espresso en polvo, las chispas de chocolate, el swerve y el cacao en polvo.

3. Agregue el queso mozzarella y revuelva bien.

4. Rocíe el fabricante de gofres con spray de cocina.

5. Vierta 1/2 de la masa en la vajilla caliente y cocine durante 3-4 minutos o hasta que se dore. Repita con la masa restante.

Para el llenado:

1. En un tazón pequeño, mezcle la mantequilla, el descaro y la mantequilla de maní hasta que estén suaves.

2. Una vez que los azafles están frescos, luego extienda la mezcla de relleno entre dos rozaduras y colóquela en la nevera durante 10 minutos.

3. Corta el sándwich de chaffle por la mitad y
    sirve.

Nutrición: Calorías 190 Grasa 16.1 g
Carbohidratos 9.6 g Azúcar 1.1 g
Proteína 8,2 g Colesterol 101 mg

Choza de chocolate cherry

Tiempo de preparación: 10 minutos Porciones: 1

Ingredientes:

- 1 huevo, ligeramente batido

- 1 cucharada de chips de chocolate sin endulzar

- **2 cucharadas de relleno** de pastel de cereza sin azúcar

- **2 cucharadas de crema** para batir pesada

- 1/2 taza de queso mozzarella rallado

- 1/2 cucharadita de polvo de hornear, sin gluten

- 1 cucharada de desviación

- 1 cucharada de cacao en polvo sin endulzar

- **1 cucharada de harina** de almendras

Instrucciones:

1. Precalentar al fabricante de gofres.

2. En un tazón, mezcle el huevo, el queso, el polvo de hornear, el se desviado, el cacao en polvo y la harina de almendras.

3. Fabricante de gofres en aerosol con spray de cocina.

4. Vierta la masa en el fabricante de gofres calientes y cocine hasta que se dore.

5. Cubra con relleno de pastel de cereza, crema de batir pesada, y chips de chocolate y sirva.

Nutrición: Calorías 264 Grasa 22 g
Carbohidratos 8,5 g Azúcar 0,5 g
Proteína 12,7 g Colesterol 212 mg

Sándwiches de gasa de cerdo tirados

Tiempo de preparación: 20 minutos Tiempo de cocción: 28 minutos Porciones: 4

Ingredientes:

- **2 huevos batidos**

- **1 taza de queso cheddar finamente rallado**
- **1/4 cucharadita de polvo** de hornear

- **2 tazas de cerdo cocido y rallado**

- **1 cucharada de salsa** bbq sin azúcar

- **2 tazas de mezcla** de ensalada de col rallada

- **2 cucharadas de vinagre** de manzana

- **1/2 cucharadita de sal**

- **1/4 de taza de aderezo ranchero**

Instrucciones:

1. Precalentar la plancha de gofres.

2. En un tazón mediano, mezcle los huevos, el queso cheddar y el polvo de hornear.

3. Abra el hierro y agregue una cuarta parte de la mezcla. Cierre y cocine hasta que esté crujiente, 7 minutos.

4. Transfiera el chaffle a un plato y haga 3 chaffles más de la misma manera.

5. Mientras tanto, en otro tazón mediano, mezcle el cerdo tirado con la salsa BBQ hasta que esté bien combinado. Reserva.

6. Además, mezcle la mezcla de ensalada de col, vinagre de sidra de manzana, sal y aderezo ranchero en otro tazón mediano.

7. Cuando los rozaduras estén listos, en dos pedazos, divida el cerdo y luego cubra con la ensalada de col del rancho. Cubra con los rozaduras restantes e inserte mini pinchos para asegurar los sándwiches.

8. Disfruta después.

Nutrición: Calorías 374 Grasas 23.61g Carbohidratos 8.2g
Carbohidratos Netos 8.2g Proteína 28.05g

Chaffle de jamón simple

Tiempo: 15 minutos Saque: 2

Ingredientes:

- 1 huevo, ligeramente batido

- 1/4 de taza de jamón picado
- 1/2 taza de queso cheddar rallado

- 1/4 cucharadita de sal de ajo

Para Dip:

- 1 1/2 cucharadita de mostaza Dijon

- 1 cucharada de mayonesa

Instrucciones:

1. Precalentar a tu fabricante de gofres.

2. Batir huevos en un tazón.

3. Agregue el jamón, el queso y la sal de ajo hasta que se combinen.

4. Rocíe el fabricante de gofres con spray de cocina.

5. Vierta la mitad de la masa en la olla de

gofre caliente y cocine durante 3-4
minutos o hasta que se dore. Repita con
la masa restante.

Para Dip:

1. En un bol pequeño, mezcle la mostaza y
   la mayonesa.

2. Sirva el chaffle con salsa.

Nutrición: Calorías 205 Grasa 15.6 g
Carbohidratos 3.4 g Azúcar 0.9 g
Proteína 12,9 g Colesterol 123 mg

Delicioso bagel chaffle

Tiempo: 15 minutos Saque: 2

Ingredientes:

- 1 huevo, ligeramente batido

- 1/4 cucharadita de ajo en polvo

- 1/4 cucharadita de cebolla en polvo

- 1 1/2 cucharadita de condimento de bagel

- 3/4 de taza de queso mozzarella rallado

- 1/2 cucharadita de polvo de hornear, sin gluten

- 1 cucharada de harina de almendras

Instrucciones:

1. Precalentar a tu fabricante de gofres.

2. En un tazón, mezcle el huevo, el condimento de bagel, el polvo de hornear, la cebolla en polvo, el ajo en polvo y la harina de almendras hasta que estén bien combinados.

3. Agregue el queso y revuelva bien.

4. Rocíe el fabricante de gofres con spray de cocina.

5. Vierta 1/2 de masa en la vaquilla caliente y cocine durante 5 minutos o hasta que se dore. Repita con la masa restante.

6. Sirva y disfrute.

Nutrición: Calorías 85 Grasa 5.8 g
Carbohidratos 2.4 g

Azúcar 0,5 g Proteína 6,6 g Colesterol 87 mg

Pollo asiático al ajo

Tiempo de preparación: 10 minutos Tiempo de cocción: 4 Horas

Saque: 6

ingredientes:

- 1 1/2 lbs pechugas de pollo, sin piel y deshuesadas
- 2 cucharadas de agua
- 2 cucharadas de salsa de soja
- 1/2 cebolla picada
- 1 1/2 cucharadita de hojuelas de pimiento rojo
- 2 dientes de ajo picados
- 1/2 cucharadita de jengibre molido

Indicaciones:

1. Coloque el pollo en la crockpot.
2. Agregue los ingredientes restantes encima del pollo.
3. Cubra y cocine en alto durante 4 horas.
4. Triturar el pollo usando un tenedor y servir.

Valor nutricional (cantidad por porción):

Calorías 250

Grasa 9 g

Carbohidratos 10 g

Azúcar 6 g

Proteína 34 g

Colesterol 100 mg

RECETAS DE CERDO, CARNE DE RES Y CORDERO

Tazón de rollo de huevo de cerdo

Tiempo de preparación: 10 minutos Tiempo de cocción: 10 minutos Servir: 6

ingredientes:

- 1 libra de cerdo molido
- 3 cucharadas de salsa de soja
- 1 cucharada de aceite de sésamo
- 1/2 cebolla en rodajas
- 1 cabeza mediana de repollo, cortada en rodajas
- 2 cucharadas de cebolla verde picada
- 2 cucharadas de caldo de pollo
- 1 cucharadita de jengibre molido
- 2 dientes de ajo picados
- pimienta

- sal

Indicaciones:

1. Carne marrón en una sartén a fuego medio.

2. Agregue el aceite y la cebolla a la sartén con carne. Mezcle bien y cocine a fuego medio.

3. En un tazón pequeño, mezcle la salsa de soja, el jengibre y el ajo.

4. Agregue la mezcla de salsa de soja a la sartén.

5. Agregue el repollo a la sartén y ajones para cubrir.

6. Agregue el caldo a la sartén y mezcle bien.

7. Cocine a fuego medio durante 3 minutos.

8. Sazona con pimienta y sal.

9. Decorar con cebolla verde y servir. **Valor nutricional (cantidad por porción):** Calorías 171

Grasa 5 g

Carbohidratos 10 g

Azúcar 5 g

Proteína 23 g

Colesterol 56 mg

RECETAS DE MARISCOS Y PESCADOS

Roasmary Asado de cerdo de ajo

Tiempo de preparación: 10 minutos Tiempo de cocción: 1 hora 10 minutos

Saque: 6

ingredientes:

- 4 libras de lomo de cerdo asado, deshuesado
- 4 dientes de ajo pelados
- 2 jugo de limón
- 1/4 de taza de hojas frescas de salvia
- 1/3 taza de hojas frescas de romero
- 1 cucharada de sal

Indicaciones:

1. Agregue salvia, romero, ajo, jugo de limón y sal en la licuadora y mezcle hasta que quede suave.
2. Frota la pasta de hierbas por todas partes asada y colócalo en la parrilla caliente.
3. Parrilla durante 1 hora.
4. Cortado en rodajas y servir.

Valor nutricional (cantidad por porción):

Calorías 655

Grasa 30 g

Carbohidratos 5 g

Azúcar 1 g

Proteína 88 g

Colesterol 246 mg

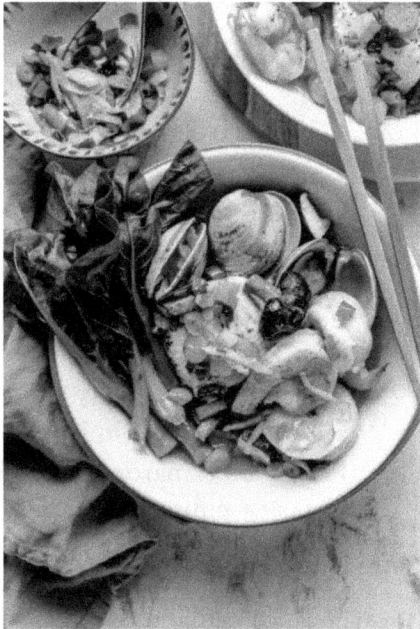

Camarones de ajo con queso de cabra

Servicios: 4

Tiempo de

preparación: 30

minutos

Ingredientes

- 4 cucharadas de mantequilla herbácea

- Sal y pimienta negra, al gusto

- 1 libra de camarón crudo grande

- 4 onzas de queso de cabra

- 4 dientes de ajo,

instrucciones picadas

1. Precaliente el horno a 3750F y engrase un plato para hornear.
2. Mezcle la mantequilla herbácea, el ajo, los camarones crudos, la sal y la pimienta negra en un tazón.
3. Ponga los camarones marinados en el plato para hornear y cubra con el queso rallado.
4. Colóquelo en el horno y hornee durante unos 25 minutos.
5. Saca los camarones y sirve caliente.

Cantidad nutricional por porción

Calorías 294 Grasa

Total 15g 19%

Grasa saturada 8.9g 44%

Colesterol 266mg 89%

Sodio 392mg 17%

Carbohidratos totales 2.1g

1% Fibra Dietética 0.1g

0%

Azúcares totales

0.8g Proteína

35.8g

Pan de salmón sin granos

Servicios: 6

Tiempo de

preparación: 35

minutos

Ingredientes

- 1/2 taza de aceite de oliva

- 1/4 cucharadita de bicarbonato de sodio

- 1/2 taza de leche de coco

- 2 libras de salmón, al vapor y rallado

- 2 huevos

pastados

1. Precaliente el horno a 3750F y engrase un molde para hornear con aceite de oliva.
2. Mezcle la leche de coco, los huevos, el bicarbonato de sodio y el salmón en un tazón.
3. Vierta la masa de pan de salmón en el molde para hornear y transfiéralo al horno.
4. Hornee durante unos 20 minutos y retírelo del horno para servir caliente.

Cantidad nutricional por porción

Calorías 413

Grasa total 32.4g 42%

Grasa saturada 8.5g 42%

Colesterol 138mg 46%

Sodio 143mg 6%

Carbohidratos totales 1.5g 1%

Fibra Dietética 0.4g 2%

Azúcares totales

0.7g Proteína

31.8g

Salmón con salsa

Tiempo de preparación: 10 minutos Tiempo de
cocción: 3 minutos

Saque: 4

ingredientes:

- 1 libra de salmón
- 1/2 jugo de limón
- 1 cucharada de ajo picado
- 1 cucharada de mostaza dijon
- 1 cucharada de eneldo picado
- 1 cucharada de mayonesa
- 1/3 taza de crema agria
- pimienta
- sal

Indicaciones:

1. Precalentar el horno a 425 F.
2. En un tazón, mezcle la crema agria, el jugo de limón, el eneldo, dijon y la mayonesa.
3. Coloque el salmón en la bandeja para hornear y cubra con ajo, pimienta y sal.
4. Vierta la mezcla de crema medio agria sobre el salmón.
5. Cubra y hornee durante 20 minutos. Descubre y hornea

durante 10 minutos más.

6.   Sirva con la salsa restante.

Valor nutricional (cantidad por porción):

Calorías 213

Grasa 12 g

Carbohidratos 3.1 g

Azúcar 0,3 g

Proteína 23 g

Colesterol 59 mg

Bacalao parmesano de ajo

Servicios: 6

Tiempo de preparación: 35

minutos Ingredientes

- 1 cucharada de aceite de oliva virgen extra

- 1 (21/2) libra de filete de bacalao

- 1/4 de taza de queso parmesano, finamente rallado

- Sal y pimienta negra, al gusto

- 5 dientes de ajo,

picados

1. Precaliente el horno a 4000F y engrase un molde para hornear con spray de cocina.
2. Mezcle el aceite de oliva, el ajo, el queso parmesano, la sal y la pimienta negra en un tazón.
3. Marinar los filetes de bacalao en esta mezcla durante aproximadamente 1 hora.
4. Transfiéralo al plato para hornear y cúbrelo con papel de aluminio.
5. Colóquelo en el horno y hornee durante unos 20 minutos.
6. Retirar del horno y servir caliente.

Cantidad nutricional por porción

Calorías 139	Carbohidratos totales 1g
Grasa total 8g	0% Fibra dietética 0.1g
10%	0% Azúcares totales 0g
Grasa saturada 1.7g 8%	Proteína 16.3g
Colesterol 37mg 12%	
Sodio 77mg 3%	

Fideos Rutabaga

Tiempo de preparación: 10 minutos Tiempo de cocción: 10 minutos

Saque: 4

ingredientes:

- Rutabaga de 25 oz, pelar, cortar y en espiral usando cortadora
- 1/2 cucharada de chile en polvo
- 1/3 taza de aceite de oliva
- 1/2 cucharadita de ajo en polvo
- 1/4 cucharadita de cebolla en polvo
- 1 cucharadita de sal

Indicaciones:

1. Precaliente el horno a 450 F.
2. Agregue todos los ingredientes en el tazón grande y mezcle bien.
3. Esparcir la mezcla de rutabaga en una cocción

bandeja y hornear durante 10 minutos.

4. Sirva y disfrute.

Valor nutricional (cantidad por porción):

Calorías 150

Grasa 17 g

Carbohidratos 2 g

Azúcar 0,6 g

Proteína 0,4 g

Colesterol 0 mg

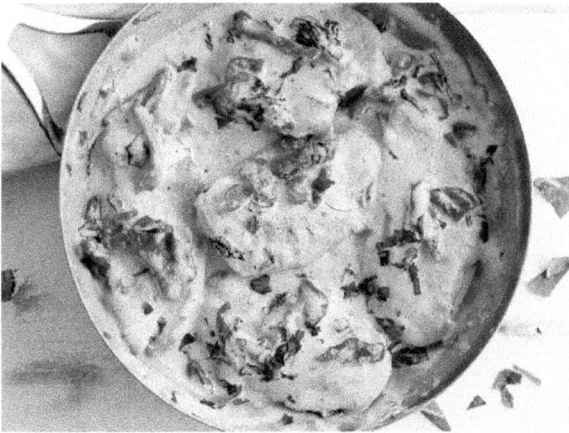

SOPAS, GUISOS Y ENSALADAS

Sopa de calabaza

de coco

Tiempo de preparación: 10 minutos Tiempo de
cocción: 25 minutos

Servir: 8

ingredientes:

- 3 tazas de calabaza con mantequilla picada

- 2 dientes de ajo picados

- 1 cucharada de aceite de coco

- 1 cucharadita de hojuelas de cebolla seca

- 1 1/2 taza de leche de coco sin endulzar

- 1 cucharada de curry en polvo

- 4 tazas de caldo de verduras

- 1 cucharadita de sal kosher

Indicaciones:

1. Agregue la calabaza, el aceite de coco, las hojuelas de
   cebolla, el curry en polvo, el caldo, el ajo y la sal en una
   cacerola grande. Llevar a ebullición.

2. Gire el fuego a medio y cocine a fuego lento durante 20

minutos.

3. Puré la sopa usando una licuadora hasta que quede suave.

4. Vuelva a tomar sopa en la cacerola y agregue la leche de coco y cocine durante 2 minutos.

5. Sirva y disfrute.

Valor nutricional (cantidad por porción):

Calorías 145

Grasa 12 g

Carbohidratos 10 g

Azúcar 3 g

Proteína 2 g

Colesterol 0 mg

Sopa de camarones con champiñones de queso

Tiempo de preparación: 10 minutos Tiempo de cocción: 15 minutos Servir: 8

ingredientes:

- 24 oz de camarón, cocido
- 8 oz de queso cheddar rallado
- 1/2 taza de mantequilla
- 1 taza de crema pesada
- 32 oz de caldo de verduras
- 2 tazas de champiñones en rodajas
- pimienta
- sal

Indicaciones:

1. Agregue el caldo y las setas a una olla grande. Llevar a ebullición.
2. Caliente a medio y agregue queso, crema pesada y mantequilla y revuelva hasta que el queso se derrita.
3. Agregue los camarones. Revuelva bien y cocine durante 2 minutos más.
4. Sirva y disfrute.

Valor nutricional (cantidad por porción):

Calorías 390

Grasa 28 g

Carbohidratos 3 g

Azúcar 0,8 g

Proteína 30 g

Colesterol 17

Mg

BRUNCH y CENA

Muffins de arándanos

Tiempo de preparación: 10 minutos Tiempo de cocción: 25 minutos

Saque: 12

ingredientes:

- 2 huevos
- 1/2 cucharadita de vainilla
- 1/2 taza de arándanos frescos
- 1 cucharadita de polvo de hornear
- 6 gotas de stevia
- 1 taza de crema pesada
- 2 tazas de harina de almendras
- 1/4 de taza de mantequilla, derretida

Indicaciones:

1. Precalentar el horno a 350 F.
2. Agregue los huevos al tazón de mezcla y bata hasta que se mezclen bien.
3. Agregue los ingredientes restantes a los huevos y mezcle bien para combinarlos.
4. Vierta la masa en la bandeja de muffins engrasados y hornee en el horno durante 25 minutos.
5. Sirva y disfrute.

Valor nutricional (cantidad por porción):

Calorías 190

Grasa 18 g

Carbohidratos 6 g

Azúcar 1,4 g

Proteína 5,4 g

Colesterol 55 mg Pan de Coco

Muffins de col rizada de coco

Tiempo de preparación: 10 minutos Tiempo de cocción: 30 minutos

Servir: 8

ingredientes:

- 6 huevos

- 1/2 taza de leche de coco sin endulzar

- 1 taza de col rizada picada

- 1/4 cucharadita de ajo en polvo

- 1/4 cucharadita de pimentón

- 1/4 de taza de cebolla verde picada
- pimienta
- sal

Indicaciones:

1. Precalentar el horno a 350 F.
2. Agregue todos los ingredientes en el tazón y bata bien.
3. Vierta la mezcla en la bandeja de muffins engrasados y hornee en el horno durante 30 minutos.
4. Sirva y disfrute.

Valor nutricional (cantidad por porción):

Calorías 92

Grasa 7 g

Carbohidratos 2 g

Azúcar 0,8 g

Proteína 5 g

Colesterol 140 mg

POSTRES Y BEBIDAS

ensalada de frutas Helado de mantequilla de maní proteico

Tiempo de preparación: 5 minutos Tiempo de cocción: 5 minutos Servir: 2

ingredientes:

- 5 gotas de stevia líquida
- 2 cucharadas de crema pesada
- 2 cucharadas de mantequilla de maní
- 2 cucharadas de proteína en polvo
- 3/4 de taza de queso cottage

Indicaciones:

1. Agregue todos los ingredientes a la licuadora y licúe hasta que estén suaves.
2. Vierta la mezcla mezclada en el recipiente y colóquelo en el refrigerador durante 30 minutos.
3. Sirva frío y disfrute.

Valor nutricional (cantidad por porción):

Calorías 222

Grasa 15 g

Carbohidratos 7 g

Azúcar 2 g

Proteína 16 g

Colesterol 27 mg

RECETAS DE DESAYUNO

Mini Tazas de Guacamole de Tocino

Servicios: 4

Tiempo de preparación: 40 minutos

ingredientes

- 1 aguacate maduro
- 9 rebanadas de tocino, 6 rebanadas cortadas a la mitad y 3 rebanadas descuartizados
- 2 cucharadas de cebolla picada
- Sal kosher y pimienta negra, al gusto
- 1 jalapeño pequeño, sembrado y picado

Indicaciones

1. Precaliente el horno a 4000F y gire 4 minimudas boca abajo en una bandeja para hornear.

2. Rocíe la parte superior de las latas de muffins volcadas y coloque el cuarto de la rebanada en la parte superior.

3. Envuelva los lados de las mini-sartenes con las porciones más largas de tocino y asegure con un palillo de dientes.

4. Hornee durante unos 25 minutos y retírelo cuidadosamente de las mini tazas de muffins.

5. Mientras tanto, machacar aguacate con un tenedor en un tazón mediano y mezclar el jalapeño, cebollas, sal y pimienta negra.

6. Ponga el guacamole en las tazas de tocino y sirva caliente.

Cantidad nutricional por porción

Calorías 337

Grasa total 27.7g 36%

Grasa saturada 7.9g 40% Colesterol 47mg 16%

Sodio 991mg 43%

Carbohidratos Totales 5.6g 2% Fibra Dietética

3.6g 13% Azúcares Totales 0.6g

Proteína 16.9g

APERITIVOS Y POSTRES

Verduras con cuello con tomates cherry burst

Servicios: 4

Tiempo de preparación: 25 minutos

ingredientes

- 1 libra de verduras de cuello
- 3 tiras de tocino, cocidos y crujientes
- 1/4 de taza de tomate cherry
- Sal y pimienta negra, al gusto
- 2 cucharadas de caldo de pollo

Indicaciones

1. Ponga los vegetales de cuello, tomates cherry y caldo de pollo en una olla y revuelva suavemente.

2. Cocine durante unos 8 minutos y sazone con sal y pimienta negra.

3. Cocine durante unos 2 minutos y agregue el tocino.

4. Cocine durante unos 3 minutos y ensépese en un tazón para servir caliente.

Cantidad nutricional por porción

Calorías 110

Grasa total 7.6g 10% Grasa saturada 2.3g 11%

Colesterol 0mg 0%

Sodio 268mg 12%

Carbohidratos totales 6.7g 2% Fibra dietética 3.9g

14% Azúcares totales 0.3g

Proteína 5.7g

Frijoles verdes ajo
Salteados

Servicios: 4

Tiempo de preparación: 25 minutos

ingredientes

- 2 cucharadas de aceite de cacahuete

- 1 libra de judías verdes frescas

- 2 cucharadas de ajo picado

- Sal y chile rojo, al gusto

- 1/2 cebolla amarilla, viva

Indicaciones

1. Caliente el aceite de cacahuete a fuego alto y agregue el ajo y la cebolla.

2. Saltee durante unos 4 minutos agregue los frijoles, la sal y el chile rojo.

3. Saltee durante unos 3 minutos y agregue un poco de agua.

4. Cubra con la tapa y cocine a fuego lento durante unos 5

minutos.

5. Despacha en un tazón y sirve caliente.

Cantidad nutricional por porción

Calorías 107 Grasa Total 6.9g 9%

Grasa saturada 1.2g 6% Colesterol 0mg 0%

Sodio 8mg 0%

Carbohidratos totales 10.9g 4% Fibra Dietética 4.3g 15%

Azúcares totales 2.3g Proteína 2.5g

RECETAS DE CERDO Y CARNE DE RES

Chuletas de cerdo

de romero de ajo

Servicios: 4

Tiempo de preparación: 30 minutos

ingredientes

- 1 cucharada de romero, recién picado
- 2 dientes de ajo picados
- 4 chuletas de lomo de cerdo
- 1/2 taza de mantequilla, derretida
- Sal y pimienta negra, al gusto

Indicaciones

1. Precaliente el horno a 3750F y sazone las chuletas de cerdo con sal y pimienta negra.
2. Mezcle 1/4 de taza de mantequilla, romero y ajo en un tazón pequeño.
3. Caliente el resto de la mantequilla en una sartén segura para horno y agregue chuletas de cerdo.
4. Sear durante unos 4 minutos por lado hasta que el dorado y el cepillo de cerdo pica generosamente con mantequilla de ajo.

78

5. Coloque la sartén en el horno y hornee durante unos 15 minutos hasta que esté cocida.

6. Despacha y sirve caliente.

Cantidad nutricional por porción

Calorías 465

Grasa total 43g 55% grasa saturada 22.1g 110%

Colesterol 130mg 43%

Sodio 220mg 10%

Carbohidratos totales 1.1g 0% Fibra dietética 0.4g 1%

Azúcares totales 0g Proteína 18.4g

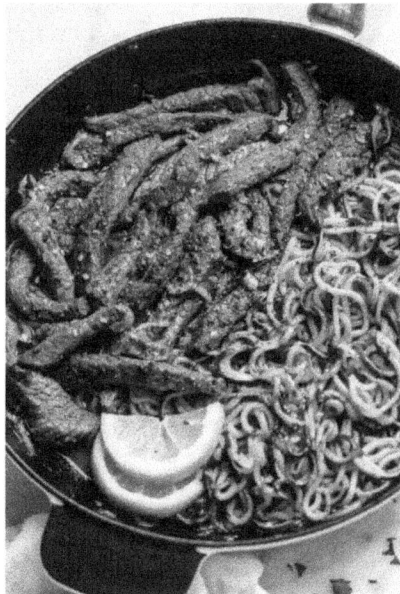

Chuletas de cerdo Zesty

Servicios: 4

Tiempo de preparación: 50 minutos

ingredientes

- 4 cucharadas de mantequilla
- 3 cucharadas de jugo de limón
- 4 chuletas de cerdo, de hueso
- 2 cucharadas de mezcla de harina baja en carbohidratos
- 1 taza de salsa picante

Indicaciones

1. Cubra las chuletas de cerdo con una mezcla de harina baja en carbohidratos.
2. Mezcle la salsa picante y el jugo de limón en un tazón.
3. Caliente el aceite en una sartén a fuego medio y agregue las chuletas y la mezcla picante.
4. Cocine cubierto durante unos 35 minutos y sirva caliente.

Cantidad nutricional por porción

Calorías 398

Grasa total 33.4g 43% Grasa saturada 15g 75%

Colesterol 99mg 33%

Sodio 441mg 19%

Carbohidratos totales 4g 1% Fibra dietética 0.7g

3% Azúcares totales 2.1g

Proteína 19.7g

RECETAS DE MARISCOS

Brócoli y queso

Servicios: 4

Tiempo de preparación: 20 minutos

ingredientes

- 51/2 oz. de queso cheddar rallado

- 23 oz. de brócoli picado

- 2 oz. de mantequilla

- Sal y pimienta negra, al gusto

- 4 cucharadas de crema agria

Indicaciones

1. Caliente la mantequilla en una sartén grande a fuego medio-alto y agregue brócoli, sal y pimienta negra.

2. Cocine durante unos 5 minutos y agregue la crema agria y el queso cheddar.

3. Cubra con la tapa y cocine durante unos 8 minutos a fuego medio-bajo.

4. Despacha a un tazón y sirve caliente.

Cantidad nutricional por porción

Calorías 340

Grasa total 27.5g 35% Grasa saturada 17.1g 85%

Colesterol 77mg 26%

Sodio 384mg 17%

Carbohidratos totales 11.9g 4% Fibra Dietética 4.3g 15%

Azúcares totales 3g Proteína 14.8g

RECETAS DE POLLO Y AVES DE CORRAL

Licitaciones de pollo cursi

Servicios: 6

Tiempo de preparación: 35 minutos

ingredientes

- 1 taza de crema
- 4 cucharadas de mantequilla
- 2 libras de pollo tierna
- Sal y pimienta negra, al gusto
- 1 taza de queso feta

Indicaciones

1. Precaliente el horno a 3500F y engrase un plato para hornear.
2. Sazona las calzones de pollo con sal y pimienta negra.
3. Caliente la mantequilla en una sartén y agregue las tiernas de pollo.
4. Cocine durante unos 3 minutos a cada lado y transfiéralo al plato para hornear.
5. Cubra con crema y queso feta y colóquelo en el horno.

6. Hornee durante unos 25 minutos y retírelo del horno para servir.

Cantidad nutricional por porción

Calorías 447

Grasa total 26.4g 34% Grasa saturada 13.1g 65%

Colesterol 185mg 62%

Sodio 477mg 21%

Carbohidratos totales 2.3g 1% Fibra dietética 0g 0%

Azúcares totales 1.8g Proteína 47.7g

Pollo frito al aire

Servicios: 2

Tiempo de preparación: 20 minutos

ingredientes

- 1 cucharada de aceite de oliva
- 4 solomillos de pollo deshuesados y sin piel
- 1 huevo
- Sal y pimienta negra, al gusto
- 1/2 cucharadita de cúrcuma en polvo

Indicaciones

1. Precaliente la freidora de aire a 3700F y cubra la cesta de la freidora con aceite de oliva.
2. Batir el huevo y sumergir los solomillos de pollo en él.
3. Mezcle el polvo de cúrcuma, la sal y la pimienta negra en un tazón y drage los solomillos de pollo.
4. Coloca los solomillos de pollo en la cesta de la freidora y cocina durante unos 10 minutos.
5. Despacha en un plato y sirve con salsa.

Cantidad nutricional por porción

Calorías 304

Grasa total 15.2g 20% Grasa saturada 4g 20%

Colesterol 179mg 60%

Sodio 91mg 4%

Carbohidratos totales 0.6g 0% Fibra Dietética 0.1g 0%

Azúcares totales 0.2g Proteína 40.3g

RECETAS DE DESAYUNO

Pudín de semillas

de chía fácil

Tiempo total: 10 minutos Sirve: 4

ingredientes:

- 1/4 cucharadita de canela
- 15 gotas de stevia líquida
- 1/2 cucharadita de extracto de vainilla
- 1/2 taza de semillas de chía
- 2 tazas de leche de coco sin endulzar

Indicaciones:

1. Agregue todos los ingredientes en el frasco de vidrio y mezcle bien.
2. Cierre el frasco con tapa y colóquelo en el refrigerador durante 4 horas.
3. Sirva frío y disfrute.

Valor nutricional (Cantidad por porción): Calorías 347; Grasa 33,2 g; Carbohidratos 9.8 g; Azúcar 4,1 g; Proteína 5,9 g; Colesterol 0 mg;

Avena nocturna

sin granos

Tiempo total: 10 minutos Sirve: 1

ingredientes:

- 2/3 taza de leche de coco sin endulzar
- 2 cucharaditas de semillas de chía
- 2 cucharadas de proteína de vainilla en polvo
- 1/2 cucharada de harina de coco
- 3 cucharadas de corazones de cáñamo

Indicaciones:

1. Agregue todos los ingredientes en el frasco de vidrio y revuelva para combinar.
2. Cierre el frasco con tapa y colóquelo en el refrigerador durante la noche.
3. Cubra con bayas frescas y sirva.

Valor nutricional (Cantidad por porción): Calorías 378; Grasa 22,5 g; Carbohidratos 15 g; Azúcar 1,5 g; Proteína 27 g; Colesterol 0mg;

RECETAS DE ALMUERZO

Ensalada de repollo

de aguacate

Tiempo total: 20 minutos Sirve: 4

ingredientes:

- 2 aguacates cortados en cubos
- 4 tazas de repollo rallado
- 3 cucharadas de perejil fresco, picado
- 2 cucharadas de vinagre de manzana
- 4 cucharadas de aceite de oliva
- 1 taza de tomates cherry, cortados a la mitad
- 1/2 cucharadita de pimienta
- 1 1/2 cucharadita de sal marina

Indicaciones:

1. Agregue el repollo, los aguacates y los tomates a un tazón mediano y mezcle bien.
2. En un tazón pequeño, mezcle el aceite, el perejil, el vinagre, la pimienta y la sal.
3. Vierta el aderezo sobre las verduras y mezcle bien.
4. Sirva y disfrute.

Valor nutricional (Cantidad por porción): Calorías 253; Grasa 21,6 g; Carbohidratos 14 g; Azúcar 4 g; Proteína 3,5 g; Colesterol 0 mg;

Sopa cremosa de cebolla de ajo

Tiempo total: 45 minutos Sirve: 4

ingredientes:

- 1 cebolla en rodajas
- 4 tazas de caldo de verduras
- 1 1/2 cucharada de aceite de oliva
- 1 chalota cortada en rodajas
- 2 dientes deajo, picados
- 1 puerro en rodajas
- sal

Indicaciones:

1. Agregue el caldo y el aceite de oliva en una cacerola y lleve a ebullición.
2. Agregue los ingredientes restantes y revuelva bien.
3. Cubra y cocine a fuego lento durante 25 minutos.
4. Puré la sopa usando una licuadora de inmersión hasta que quede suave.
5. Revuelva bien y sirva caliente.

Valor nutricional (Cantidad por porción): Calorías 90; Grasa 7,4 g; Carbohidratos 10.1 g; Azúcar 4,1 g; Proteína 1 g; Colesterol 0 mg;

Cuscús de coliflor

Tiempo total: 25 minutos Sirve: 4

ingredientes:

- 1 coliflor de cabeza, cortada en floretes
- 14 aceitunas negras
- 1 diente deajo, picado
- 14 oz de alcachofas
- 2 cucharadas de aceite de oliva
- 1/4 de taza de perejil picado
- 1 jugo de limón
- 1/2 cucharadita de pimienta
- 1/2 cucharadita de sal

Indicaciones:

1. Precalentar el horno a 400 F/ 200 C.
2. Agregue los floretes de coliflor en el procesador de alimentos y procese hasta que parezca arroz.
3. Esparce el arroz de coliflor en una bandeja para hornear y rocía con aceite de oliva. Hornee en horno precalentado durante 12 minutos.
4. En un tazón, mezcle el ajo, el jugo de limón, las alcachofas, el perejil y las aceitunas.
5. Agregue la coliflor al tazón y revuelva bien. Sazona con pimienta y sal.

6. Sirva y disfrute.

Valor nutricional (Cantidad por porción): Calorías 116; Grasa 8,8 g; Carbohidratos 8.4 g; Azúcar 3,3 g; Proteína 3,3 g; Colesterol 0 mg

Sopa de calabacín

Tiempo total: 20 minutos Sirve: 8

ingredientes:

- 2 1/2 lbs de calabacín pelado y cortado en rodajas
- 1/3 taza de hojas de albahaca
- 4 tazas de caldo de verduras
- 4 dientes de ajo picados
- 2 cucharadas de aceite de oliva
- 1 cebolla mediana cortada en cubos
- pimienta
- sal

Indicaciones:

1. Caliente el aceite de oliva en una sartén a fuego medio-bajo.
2. Agregue el calabacín y la cebolla y saltee hasta que se ablanden. Agregue el ajo y saltee un minuto.
3. Agregue el caldo de verduras y cocine a fuego lento durante 15 minutos.
4. Retirar del fuego. Agregue la albahaca y puré de la sopa con una licuadora hasta que quede suave y cremosa. Sazona con pimienta y sal.
5. Revuelva bien y sirva.

Valor nutricional (Cantidad por porción): Calorías 62; Grasa 4 g; Carbohidratos 6.8 g; Azúcar 3,3 g; Proteína 2 g; Colesterol 0 mg;

RECETAS DE POSTRES

Rápido Chocó

Brownie

Tiempo total: 10 minutos Sirve: 1

ingredientes:

- 1/4 de taza de leche de almendras

- 1 cucharada de cacao en polvo

- 1 cucharada de proteína de chocolate en polvo

- 1/2 cucharadita de polvo de hornear

Indicaciones:

En una taza apto para microondas mezcle polvo de hornear, proteínas en polvo y cacao.

1. Agregue la leche de almendras en una taza y revuelva bien.

2. Coloque la taza en microondas y microondas durante 30 segundos.

3. Sirva y disfrute.

Valor nutricional (Cantidad por porción): Calorías 207; Grasa 15,8 g; Carbohidratos 9.5 g; Azúcar 3,1 g; Proteína 12,4 g; Colesterol 20 mg;

RECETAS DE DESAYUNO

Empanadas de salchichas

Ningún desayuno tradicional estaría completo sin empanadas de salchichas. Llenos de proteínas, estas serían maravillosas antes de tu carrera matutina.

Preparación total & Tiempo de cocción: 20 minutos Nivel: Principiante

Hace: 4 Empanadas

Proteína: 25 gramos Carbohidratos netos:

5.2 gramos De grasa: 9 gramos

Azúcar: 1 gramo

Calorías: 272

Lo que necesita:

- 1/3 cucharadita de cebolla en polvo

- 3/4 lb. de cerdo molido

- 1/3 cucharadita de sal

- 4 3/4 oz. de champiñones picados

- 1/3 cucharadita de ajo en polvo

- 4 oz. de col rizada, en rodajas finas

- 1/8 cucharadita de jengibre molido

- 2 cucharadas de aceite de coco, separado

- 1/8 cucharadita de nuez moscada

- 2 dientes de ajo picados
- 1/4 cucharadita de semillas de hinojo

Pasos:

1. Derretir 1 cucharada de aceite de coco en una sartén.

2. Poner en los champiñones, ajo picado y col rizada y saltear durante aproximadamente 5 minutos y eliminar del fuego.

3. En un plato, combine el cerdo molido, las verduras cocidas, la cebolla en polvo, el ajo en polvo, la nuez moscada y las semillas de hinojo.

4. Divida en 4 secciones y cree empanadas a mano.

5. En la misma sartén, vierta una cucharada de aceite de coco y caliente.

6. Freír las empanadas durante aproximadamente 2 minutos y girar para dorar el otro lado. Voltee según sea necesario para cocinar completamente la carne en medio de las empanadas.

7. Sirva inmediatamente y disfrute.

Consejo de variación:

Puede optar por mezclar la receta utilizando diferentes carnes o verduras como pavo molido o carne de res y espinacas o pimientos.

RECETAS DE ALMUERZO

Coliflor picante

Pavo

Este plato húmedo te mantendrá satisfecho durante todo el día y te hará volver

durante segundos a la hora de la cena.

Preparación total & Tiempo de cocción: 25 minutos Nivel: Principiante

Hace: 4 ayudas

Proteína: 23 gramos Carbohidratos netos:

4.4 gramos De grasa: 24 gramos

Azúcar: 0 gramos

Calorías: 310

Lo que necesita:

- 3/4 cucharadita de sal

- 12 oz. de pavo molido

- Mostaza de 3/4 tbs

- 1 2/3 tazas de coliflor

- 3/4 cucharadita de pimienta

- 2 cucharadas de aceite de coco

- 3/4 cucharadita de tomillo

- 1 cucharadita de cebolla en polvo

- 3/4 cucharadita de sal

- 2 dientes de ajo

- 3/4 cucharadita de ajo en polvo

- 1 2/3 tazas de leche de coco, grasa completa

- 3/4 cucharadita de sal de apio

Pasos:

1. Pulse los floretes de coliflor en una licuadora de alimentos durante aproximadamente 1 minuto de altura hasta que se desmenúen.

2. Caliente la coliflor en una cacerola.

3. Recoge la coliflor en una toalla de té y gira para eliminar la humedad, repitiendo lo más necesario hasta que se retire la mayor cantidad posible de agua.

4. Caliente una olla grande y derrita el aceite de coco.

5. Picar el ajo y verter en la olla caliente para hervir a fuego lento durante aproximadamente 2 minutos.

6. Combine el pavo molido al ajo y dore durante unos 7 minutos, revolviendo con un rascador de madera para romper la carne.

7. Mezcle la coliflor arrocera, la sal, el tomillo, el ajo en polvo, la sal de apio, la mostaza y la pimienta con la carne hasta que se combinen.

8. Reduzca la temperatura y finalmente agregue la leche de coco. Cocine a fuego lento durante

aproximadamente 6 minutos adicionales.

9. ¡Sirva caliente y disfrute!

Consejos de variación:

- Si continúas reduciendo el plato a la mitad y se volverá más grueso y se puede servir como un chapuzón en tu próxima fiesta.

- Alternativamente, puede utilizar carne de cerdo molida, cordero o carne de res con esta receta. También puede agregar otras verduras como brócoli.

- Los adornos opcionales incluyen tocino, tomate cherry, salsa picante o jalapeños.

RECETAS DE APERITIVOS

Cerdos en una manta

¡Haga un viaje de vuelta a su infancia con este divertido refrigerio bajo en carbohidratos y aún mejor si consigue que los niños ayuden!

Preparación total & Tiempo de cocción: 40 minutos Nivel: Principiante

Hace: 4 ayudas (3 perros de maíz por porción)

Proteína: 7 gramos Carbohidratos netos:

3 gramos De grasa: 26 gramos

Azúcar: 1 gramo

Calorías: 278

Lo que necesita:

- 1/8 de taza de crema pesada

- Spray de aceite de coco

- 1/8 cucharadita de sal

- 8 oz. de harina de almendras

- 1/8 cucharadita de ajo en polvo

- 3 cucharaditas de harina de coco

- 1/8 cucharadita de cebolla en polvo

- 3/4 cucharadita de polvo de hornear, sin gluten

- 1/8 cucharadita de pimienta

- 3 cucharadas de mantequilla salada y derretida

- 1 huevo grande

- 2 perritos calientes de carne de res

- 1/8 taza de agua

Pasos:

1. Ajuste el horno para calentar a 350° Fahrenheit. Use el spray de aceite de coco

   para engrasar ligeramente una mini lata de cupcake.

2. En un plato grande, batir el ajo en polvo, pimienta, harina de coco, cebolla en polvo, y hornear en polvo juntos eliminando cualquier grumosidad.

3. Combine los huevos, la harina de almendras, el agua, la mantequilla, la crema pesada y la sal e incorpore totalmente la masa.

4. Deje reposar la mezcla durante aproximadamente 3 minutos a medida que se espesa ligeramente.

5. Distribuya uniformemente en la lata preparada.

6. Corta cada perrito caliente 6 veces y coloca un trozo en cada una de las masas vertidas.

7. Caliente durante aproximadamente 20 minutos y retírelo al mostrador.

8. Espere unos 10 minutos antes de servir.

Consejo para hornear:

Considere el uso de carne de res o perritos calientes orgánicos para esta receta, ya que los perritos calientes convencionales generalmente tienen aditivos no deseados.

RECETAS PARA LA CENA

Tazón de rollo de huevo

Sacar no es cosa del pasado cuando tienes esta receta para hacer en tu propia cocina. Y ni siquiera tienes que dar propina.

Preparación total&20 minutos

Nivel: Principiante

Hace: 4 ayudas

Proteína: 29 gramos Carbohidratos

netos: 1 gramo De grasa: 27 gramos

Azúcar: 0 gramos

Calorías: 376

Lo que necesita:

- 16 oz. de salchicha molida
- 1/2 cucharada de cebolla en polvo
- 4 dientes de ajo picados
- 1 cucharada de jengibre picado
- 4 tazas de repollo rallado
- 2 cucharaditas de salsa de tamari, sin gluten
- 8 oz. de champiñones, en rodajas
- 1 cucharada de aceite de sésamo tostado

Pasos:

1. Dore la salchicha en una sartén antiadherente, desmoronando la carne con una espátula de madera.

2. Combine la cebolla en polvo, el jengibre, la salsa de tamari y el ajo y revuelva durante aproximadamente 60 segundos.

3. Mezcle las setas y el repollo en la sartén y mezcle con la espátula durante unos 3 minutos adicionales.

4. Retirar del quemador y sazonar con aceite de sésamo tostado.

5. ¡Sirva inmediatamente y disfrute!

Consejo para hornear:

1. Si no desea triturar el repollo usted mismo, puede utilizar la tienda comprada repollo rallado. Asegúrese de que no haya zanahorias incluidas si no desea aumentar los carbohidratos en la receta.

Consejo de variación:

1. Sustituir la carne molida o el pavo por variedad.

2. Puedes añadir un huevo frito o hervido a la parte superior de esta ensalada si necesitas aumentar tus macros proteicas para el día.

RECETAS INUSUALES DE COMIDAS DELICIOUS

Tartar de salmón

Esta sería la versión de sushi de pescado crudo de la dieta Keto en esta mini bomba de grasa que te hará golpear tus labios.

Preparación total y tiempo de cocción: 25 minutos más 2 horas para marinar (opcional)

Nivel: Intermedio

Hace: 4 ayudas

Proteína: 28 gramos Carbohidratos netos:

1.8 gramos Grasa: 40 gramos

Azúcar: 0 gramos

Calorías: 272

Lo que necesita:

- Filete de salmón de 16 oz.

- 5 oz. de salmón ahumado

- 1/4 cucharadita de pimienta de Cayena

- Mayonesa de 4 onzas, sin azúcar

- 1/4 de taza de perejil picado

- 4 oz. de aceite de oliva virgen extra

- 2 cucharadas de jugo de lima

- 1 cucharada de salmuera alcaparra

- 2 cucharadas de aceitunas verdes picadas

- 1/4 cucharadita de pimienta

- 2 cucharadas de alcaparras picadas

- 1 cucharadita de mostaza, dijon

Pasos:

1. Corta el salmón ahumado y fresco en cubos de aproximadamente 1/4 de pulgada de ancho y lávate en un plato de vidrio.

2. Mezcle la mayonesa, la pimienta de Cayena, las aceitunas picadas, la pimienta y la mostaza con el salmón hasta que se combinen a fondo.

3. Finalmente integre el perejil, el aceite de oliva, el jugo de lima, las alcaparras y la salmuera de alcaparra hasta incorporarse completamente.

4. Envuelva el plástico de capa sobre el recipiente y refrigere durante aproximadamente 2 horas para marinar correctamente.

5. Retire el salmón de la nevera y seccione el pescado en 4 porciones.

6. Utilice un cortador de galletas de círculo grande para empujar ligeramente el salmón en una empanada gruesa usando una cuchara.

7. Retire la cortadora de galletas y decore con un chorrito de

aceite de oliva y sirva.

Consejos para hornear:

1. Es necesario adquirir pescado fresco ya que se trata de un plato crudo. Si hay alguna piel en el salmón, debe eliminarse antes de cortarla.

2. Cuídate al cortar el pescado en cubos. Si los cortas demasiado pequeños, el tartar será blando.

3. El marinado no es ultra-importante para el plato, pero ayuda a los ingredientes a fusionarse entre sí correctamente.

RECETAS DE POSTRES KETO

Barras de chip Chocó

Servicios: 24

Tiempo de preparación: 10 minutos Tiempo de cocción: 35 minutos

ingredientes:

- 1 taza de nueces picadas

- 1 1/2 cucharadita de polvo de hornear

- 1 taza de chips de chocolate sin endulzar

- 1 taza de harina de almendras

- 1/4 de taza de harina de coco

- 1 1/2 cucharadita de vainilla

- 5 huevos

- 1/2 taza de mantequilla

- 8 oz de queso crema

- 2 tazas de eritritol

- Pizca de sal

Indicaciones:

1. 350 F/ 180 C debe ser el objetivo al precalentar el horno.

2. Forre la hoja de galletas con papel pergamino y

reserve.

3. Batir la mantequilla, edulcorante, vainilla y queso crema hasta que quede suave.

4. Agregue los huevos y bata hasta que estén bien combinados.

5. Agregue los ingredientes restantes y revuelva suavemente para combinarlos.

6. La mezcla debe transferirse a la hoja de galletas preparada y extenderse uniformemente.

7. Hornee en horno precalentado durante 35 minutos.

8. Retirar del horno y dejar enfriar por completo.

9. Cortar y servir.

Por porción: Carbohidratos netos: 2.6g; Calorías: 207 Grasa Total: 18.8 g; Grasa saturada: 8,5 g

Proteína: 5.5g; Carbohidratos: 4.8g; Fibra: 2.2g; Azúcar: 0.4g; Grasa 83% / Proteína 11% / Carbohidratos 6%

pastel

Experto: Pastel de calabaza sin corteza

Servicios: 4

Tiempo de preparación: 10 minutos Tiempo de cocción: 30 minutos

ingredientes:

- 3 huevos
- 1/2 taza de crema
- 1/2 taza de leche de almendras sin endulza
- 1/2 taza de puré de calabaza
- 1/2 cucharadita de canela
- 1 cucharadita de vainilla
- 1/4 de taza de swerve

Indicaciones:

1. Precalentar el horno a 350 F/ 180 C.
2. Rocíe un molde para hornear cuadrado con spray de cocina y reserve.
3. En un tazón grande, agregue todos los ingredientes y bata hasta que estén suaves.
4. Vierta la mezcla de pastel en el plato preparado y hornee en

horno precalentado durante 30 minutos.

5. Retirar del horno y dejar a un lado para enfriar completamente.

6. Colóquelo en el refrigerador durante 1-2 horas.

7. Cortar en las piezas y servir.

Por porción: Carbohidratos netos: 3.2g; Calorías: 86; Grasa total: 5.5g; Grasa saturada: 2.1g

Proteína: 4.9g; Carbohidratos: 4.4g; Fibra: 1.2g; Azúcar: 2g; Grasa 60% / Proteína 25% / Carbohidratos 15%

CARAMELO: PRINCIPIANTE

Experto: Galletas

de coco de queso

Servicios: 15

Tiempo de preparación: 10 minutos Tiempo de cocción: 18 minutos

ingredientes:

- 1 huevo
- 1/2 taza de mantequilla, ablandada
- 3 cucharadas de queso crema, suavizado
- 1/2 taza de harina de coco
- 1/2 cucharadita de polvo de hornear
- 1 cucharadita de vainilla
- 1/2 taza de eritritol
- Pizca de sal

Indicaciones:

1. En un tazón, mezcle la mantequilla, el eritritol y el queso crema.

2. Agregue el huevo y la vainilla y bata hasta que estén suaves y cremosos.

3. Agregue la harina de coco, la sal y el polvo de hornear y bata

hasta que estén bien combinados.

4. Coloque la mezcla en el recipiente y cubra con papel pergamino.

5. Colóquelo en nevera durante 1 hora.

6. Precalentar el horno a 350 F/ 180 C.

7. Rocíe una bandeja para hornear con spray de cocina.

8. Retire la masa de galletas del refrigerador.

9. Hacer galletas de masa y colocar en una bandeja para hornear.

10. Hornee durante 15-18 minutos o hasta que se dore ligeramente.

11. Retirar del horno y dejar a un lado para enfriar completamente.

12. Sirva y disfrute.

Por porción: Carbohidratos netos: 0.3g; Calorías: 68; Grasa total: 7.2g; Grasa saturada: 4,5 g

Proteína: 0.7g; Carbohidratos: 0.5g; Fibra: 0.2g; Azúcar: 0.1g; Grasa 95% / Proteína 4% / Carbohidratos 1%

POSTRE CONGELADO: PRINCIPIANTE

Experto: Classic Citrus Custard

Servicios: 4

Tiempo de preparación: 10 minutos Tiempo de cocción: 10 minutos

ingredientes:

- 2 1/2 tazas de crema para batir pesada
- 1/2 cucharadita de extracto de naranja
- 2 cucharadas de jugo de lima fresco
- 1/4 de taza de jugo de limón fresco
- 1/2 taza de swerve
- Pizca de sal

Indicaciones:

1. Hierve crema de látigo pesado y edulcorante en una cacerola para 5-6

acta. Revuelva continuamente.

2. Retire la cacerola del fuego y agregue el extracto de naranja, el jugo de lima, el jugo de limón y la sal y mezcle bien.

3. Vierta la mezcla de natillas en ramekins.

4. Coloque ramekins en nevera durante 6 horas.

5. Sirva frío y disfrute.

Por porción: Carbohidratos netos: 2.7g; Calorías: 265; Grasa total: 27.9g; Grasa saturada: 17,4 g

Proteína: 1.7g; Carbohidratos: 2.8g; Fibra: 0.1g; Azúcar: 0.5g; Grasa 94% / Proteína 2% / Carbohidratos 4%

Panqueques de

aguacate Keto

Tiempo de preparación: 5 minutos Tiempo de cocción: 10 minutos Porciones:4

Valores nutricionales:

Grasa: 16 g.

Proteína: 7 g.

Carbohidratos: 7 g.

ingredientes:

- 1 Aguacate grande

- 2 Huevos

- 1/2 taza de leche

- 1/4 de taza de harina de almendras

- 1/2 cucharadita de polvo de hornear

- 1 cucharada de Eritritol

Indicaciones:

1. Mezcle todos los ingredientes en una licuadora.

2. Precalentar una sartén y una capa con spray antiadherente.

3. Cucharón en la masa y cocine durante 1-2 minutos por lado.

RECETAS DE ALMUERZO

Setas Portobello asadas con Hummus y Queso Feta

Completo: 20 min

Preparación: 12 min

Cocinero: 8 min

Rendimiento: 4 porciones

ingredientes

- 4 enormes setas portobello

- Sal oceánica, sal oceánica idealmente tenue y pimienta oscura crujientemente molida

- Aceite de oliva

- Hummus compartimental de 1 (8 onzas)

- Feta cheddar

- 1 porción de pan seco, cortado en 4 áreas

rumbos

1. Precalentar el velo de llama.

2. Vuela el venid de la mayoría de tus setas portobello.

3. Sazona los dos lados de las setas. Comience por duchar aceite de oliva (no tanto, sólo una ligera espolvoreado), un poco de

sal y pimienta oscura nueva.

4. Cocine las setas sobre una llama caliente durante unos 4 minutos a cada lado.

5. Mientras tanto: Divida los trozos de pan y saque una parte del delicado enfoque para hacer una abertura para la hamburguesa de champiñones. Mira el pan boca abajo en el velo de llamas para brindar.

6. Ver la hamburguesa de champiñones en el pan, y cubra con una cucharada de hummus y un trozo de feta cheddar directamente en el centro y se extienda con un poco de pan.

RECETAS DE APERITIVOS

Palitos de pan de

ajo

Porciones:8 palitos de pan

Valores nutricionales: Calorías: 259.2, Grasa total: 24.7 g, Grasa saturada: 7.5 g, Carbohidratos: 6.3 g, Azúcares: 1.1 g, Proteína: 7 g

Ingredientes para la mantequilla de ajo:

- 1/4 de taza de mantequilla, ablandada
- 1 cucharadita de ajo en polvo
- ingredientes:
- 2 tazas de harina de almendras
- 1/2 cucharada de polvo de hornear
- 1 cucharada de polvo de cáscara de psyllium
- 1/4 cucharadita de sal
- 3 cucharadas de mantequilla, derretida
- 1 Huevo
- 1/4 de taza de agua hirviendo

Indicaciones:

1. Precaliente el horno a 400F / 200C.

2. Batir el ajo en polvo y la mantequilla y dejar a un lado para usarlo para el cepillado.

3. Combine el polvo de cáscara de psyllium,

   polvo de hornear, harina de almendras y sal. Agregue la mantequilla junto con el huevo y mezcle hasta que esté bien combinada.

4. Mezcle hasta que la masa se forme con agua hirviendo.

5. Divida en palitos de pan.

6. Hornee durante 15 minutos. Cepille los palitos de pan con la mantequilla de ajo y hornee durante 5 minutos más.

7. Sirva caliente o deje enfriar.

EL ALMUERZO DE KETO

Sábado: Almuerzo: Sopa sin fideos de pollo

Toda la comodidad de una sopa clásica sin los carbohidratos. Qué reconfortante.

Consejo de variación: usa la carne de un pollo rotisserie.

Tiempo de preparación: 10 minutos Tiempo de cocción: 20 minutos Sirve 4

Lo que hay en él

- Mantequilla (.25 tazas)

- Apio (1 tallo)

- Champiñones (3 onzas)

- Ajo picado (1 diente)

- Cebolla picada seca (1 T)

- Perejil seco (1 t)

- Caldo de pollo (4 tazas)

- Sal kosher (.5 t)

- Pimienta molida fresca (.25 t)

- Zanahoria picada (1 qty)

- Pollo, cocido y cortado en cubos (2,5 tazas o 1,5 libras de pechuga de pollo)

- Repollo en rodajas (1 tazas)

Cómo se hace

Ponga un bote de sopa grande a fuego medio y derretir la mantequilla.

Corta el apio y los champiñones y añade, junto con la cebolla seca a la olla.

Agregue el perejil, el caldo, la zanahoria, la sal kosher y la pimienta fresca. remover.

Cocine a fuego lento hasta que las verduras estén tiernas.

Agregue el pollo cocido y el repollo en rodajas. Cocine a fuego lento hasta que el repollo esté tierno, de 8 a 12 minutos.

Carbohidratos netos: 4 gramos De grasa: 40 gramos

Proteína: 33 gramos

Azúcares: 1 gramo

KETO EN LA CENA

Sábado: Cena:

Chuletas de cerdo "empanadas"

Con pan crujiente y apto para keto, este es seguro que es uno de los favoritos de la familia.

Consejo de variación: si puedes ahorrar las calorías, espolvorea con queso parmesano rallado.

Tiempo de preparación: 5 minutos Tiempo de cocción: 30 minutos Sirve 4

Lo que hay en él

- Chuletas de cerdo finas deshuesadas (4 qty)

- Polvo de cáscara de psyllium (1 T)

- Sal kosher (.5 t)

- Pimentón (.25 t)

- Ajo en polvo (.25 t)

- Cebolla en polvo (.25 t)

- Orégano (.25 t)

Cómo se hace

1. Precalentar el horno a 350 grados F.

2. Chuletas de cerdo secas con una toalla de papel.

3. Combine el resto de los ingredientes en una bolsa ziplock.

4. Uno a la vez, sella las chuletas de cerdo en la bolsa y agita para cubrir.

5. Coloque un estante de alambre en una bandeja para hornear. Coloque las chuletas de cerdo en el estante.

6. Hornee en el horno durante aproximadamente 30 minutos. El termómetro debe leer 145 grados F.

7. Sirva con verduras o una ensalada verde.

Carbohidratos netos: 0 gramos

Grasa: 9 gramos

Proteína: 28 gramos

Azúcares: 0 gramos

www.ingramcontent.com/pod-product-compliance
Lightning Source LLC
Chambersburg PA
CBHW050748030426
42336CB00012B/1715